Jive Questions & Answers
for Latin American Professional Examintions
ISTD 협회 자격증 시험에 관한 질문과 해답
▷ 자이브 ◁

Student, Associate, Licentiate and Fellow
스튜던트, 어소시에이트, 라이센시에이트와 펠로우

Devised by Elizabeth Romain
(Fellow and Examiner
& Grand Member of the Imperial Society of Teachers of Dancing)
지음 / 엘리자베스 로메인 (영국 황실 무용 교사 협회 고문 & 펠로우)
옮김 / 김 재 호

본 Questions & Answers 시리즈는
영국 DSI (Dance Sport International)와 정음미디어 간의
라이센스 계약에 의해서 발간되고 있습니다.
본 시리즈에 대한 한국 내 모든 권리는
정음미디어/DSI Korea에 있습니다.

All right reserved by JyungEum Co. in Korea

FOREWORD IMPORTANT - PLEASE READ

How to use your "Questions & Answers" book -

You will undoubtedly be working for your Examination under the watchful eye of an experienced teacher, who will be guiding you in your studies and methods of presentation. When you have covered the Syllabus and are fairly confident in the technical analysis of each figure, take this book and go through the questions systematically, not peeping at the answer of course, until you have made an attempt at answering the questions yourself. A tape recorder is a useful asset in this respect; record your answer and then play it back, comparing it with that given in this book. Alternatively you may be lucky enough to have a member of the family or a friend who will hold the book for you and ask the questions.

The questions are all of the type that have been by Examiner in the examination room and will give you a good idea of how the examination is conducted. If you know your technique thoroughly they will cause no problem.

The questions are applicate to all levels, for example, candidates for Licentiate and Fellow must be prepared to answer questions from the Student Teacher and Associate work. Questions from the higher grade of examination entered will not be asked.

Always remember the Examiner is endeavoring to find out how much you know, and is not trying to trick you, and be conversant with the Syllabus of the Association concerned. Most Associations have adopted the ISTD Technique.

Good luck in your examination.

ELIZABETH ROMAIN

서문

"질문과 해답" 이 책을 사용하는 방법 -

여러분의 확실한 시험공부를 위해, 경험 많은 선생님의 주의 깊은 안내로 학습 방법과 시험방법을 소개해 주실 겁니다. 여러분이 교과과정 전체를 파악하고 각 피겨의 기술적인 분석까지 확신을 가질 때, 각 과정의 답을 엿보지 않고 스스로의 질문에 대답할 수 있도록 체계적으로 질문을 검토하세요. 이점에 있어서는 녹음기가 유용하게 이용될 것입니다; 자신의 대답을 녹음한 후, 이 책에 주어진 해답과 비교하며 다시 들어 보세요. 이외의 다른 방법으로 친구나 가족에게 책을 주고, 여러분에게 질문을 하게 하는 것도 좋은 방법입니다.

이 책의 질문들은 시험장에서 시험관이 하는 모든 형태의 질문들입니다. 그러므로 여러분은 시험이 어떻게 진행되는지를 알게 될 것입니다. 만약 여러분이 기술을 완전히 알고 있다면 별 문제는 없을 겁니다.

질문은 모든 수준에 적용됩니다. 예를 들면, 라이센시에이트와 펠로우에 응시하는 수험생은 스투던트 티쳐와 어소시에이트 수준의 질문에도 대답할 준비를 해야 합니다.

시험관은 당신이 얼마나 많은 것을 알고 있는지를 파악하려고 노력합니다. 그리고, 여러분을 함정에 빠뜨리려고 하지 않으며, 관련된 협회 교과과정에 친숙해 있어야 합니다. 대부분의 협회는 ISTD 기술을 채택하고 있습니다.

당신의 시험에 행운이 깃들길...

엘리자베스 로메인

번역을 마치고

이 책의 질문과 대답 하나 하나에는 수 십 년 동안의 춤에
대한 경험과 노하우가 스며들어 있다.
ISTD 교과서를 공부 할 때,
또 ISTD 지도자 자격시험을 볼 때,
아니면 댄스스포츠의 이론에 대한 궁금증을 풀려고 할 때,
이 책은 여러분 곁에서 친절하게 도와줄
댄스 스포츠의 최고의 고수다.
어려운 여건에서도 댄스스포츠를 체계적으로
공부하려고 하는 무도인들을 위해서
이 책의 발간을 결정하신
정음통상 임정배 사장님께 감사드립니다.
그리고, 이 책의 번역을 도와준
부산 배지영 선생님, 대구 영남 대학교 이정옥님께도
감사드립니다.

2006년 12월
김 재 호

CONTENTS

제 1 장 STUDENT - TEACHER 스튜던트 - 티쳐   10

제 2 장 ASSOCIATE 어소시에이트   35

제 3 장 LICENTIATE 라이센시에이트   51

제 4 장 FELLOW 펠로우   67

ABBREVIATIONS USED IN THIS BOOK
이 책에 사용된 약어

St	Student-Teacher 스투턴트-티쳐
A	Associate 어소시에이트
L	Licentiate 라이센시에이트
F	Fellow 펠로우
L	Left 왼쪽
R	Right 오른쪽
LF	Left Foot 왼발
RF	Right Foot 오른발
CBMP	Contra Body Movement Position 콘트라 바디 무브먼트 포지션

Professional Candidates
프로페셔널 수험생

Note: It is better not to use abbreviations verbally unless language difficulties are experienced.
주의: 영어가 어렵다고 느껴지지 않는다면 말로 할 때는 약어를 사용하지 않는 것이 더 좋다.

제 1 장 STUDENT - TEACHER
스튜던트 - 티처

Q.1 Give the time and tempo of Jive music

Jive music is played in 4/4 time (4 beats to a bar or measure of music). It should be played at a speed of 44 bars per minute, although slight deviations are acceptable

Q.1 자이브 음악의 박자와 연주속도를 말하시오.

자이브 음악은 4/4박자(음악의 한 소절에 4박자)로 연주된다. 약간의 차이가 있을 수 있지만, 분당 44소절의 속도로 연주된다.

Q.2 Where does the musical accent occur?

There is a musical accent on the first beat of each bar. There is a percussive accent on the 2nd and 4th beats

Q.2 음악적 악센트는 어디에 있는가?

각 소절의 첫 박에 음악적 악센트가 있다. 2번째와 4번째 박자에 퍼큐션 악센트가 있다.

Q.3 Give the beat value of each step when dancing, for example, the Fallaway Rock

1.1.3/4.1/4.1.3/4.1/4.1

Q.3 팔러웨이 락할 때, 각 스텝의 박자 값을 말하시오.
1.1.3/4.1/4.1.3/4.1/4.1

Q.4 Most figures in Jive are commenced with a "rock" action, stepping back on 1 (count Q), then replacing weight to front foot on 2(count Q). Explain the rhythmic action used on these two steps
The knee is softly straightened as each step is placed and the heel lowers. The other knee is then slightly flexed

Q.4 자이브에서 대부분의 피겨는 "락" 동작으로 시작한다. 스텝 1에서 발을 뒤로 놓고(카운트 Q), 스텝 2에서 앞발에 체중을 리플레스한다(카운트 Q). 이 두 스텝에서 사용되는 리듬적인 동작을 설명하라.
매 스텝을 할 때마다, 무릎을 부드럽게 뻗고 힐을 로워 한다. 그리고 다른 발 무릎은 약간 구부린다.

Q.5 Is there any hip action on these two steps?
The hips are allowed to move freely and naturally, without exaggeration

Q.5 이 두 스텝에서 어떤 힙 동작이 있는가?
힙은 과장하지 않고, 자유롭고 자연스럽게 움직인다.

Q.6 What is a Jive Chasse?
In its basic form it is a group of three steps taken in a forward, backward or sideways direction

Q.6 자이브의 샤세는 무엇인가?
기본적으로 앞으로, 뒤로, 옆으로, 움직이는 일련의 3스텝을 말한다.

Q.7 Is full weight taken on to each step?
No. The first step is taken with part weight

Q.7 매 스텝마다 체중을 완전히 실어야 하는가?
아뇨. 첫 스텝의 체중은 파트 웨이트이다.

Q.8 Give the foot position of a Jive Chasse to side commenced with LF
1-LF to side with part weight, small step ; 2-Move RF towards LF ; 3-LF to side, small step

Q.8 왼발로 시작하는 자이브 샤세 투 사이드의 풋 포지션을 말하시오.

스텝 1-왼발을 작은 보폭으로 옆으로 놓는다. 이 때, 체중이동은 파트 웨이트이다. ; 스텝 2-오른발을 왼발 쪽으로 움직인다. ; 스텝 3-작은 보폭으로 왼발을 옆으로 놓는다.

Q.9 Now describe the action in detail, including the preparation for dancing the Chasse

Commence with weight over the ball of RF, heel lightly touching the floor. LF held slightly to side on the inside edge of the ball of foot. Knees are slightly flexed and veering inwards. As a preparation to move in the Chasse, use a slight raising and lowering of R heel accompanied by a sympathetic body rise and fall(count "a"). LF to side with part weight, small step, and L knee flexed. Use ball of foot with hips to R. Use a slight body rise after foot is placed(count Q). Move RF towards LF with both knees flexed, allowing body weight to lower. Ball flat(count "a"). LF to side, small step, with knee flexed, then softly straighten knee. Return hips to central position. Use a slight body rise after foot is placed. Ball, flat (Count Q)

Q.9 샤세를 추기 위한 준비동작을 포함하여 이 동작을 상세하게 설명하시오.

힐을 마루에 살짝 댄 채 오른발 볼에 체중을 두고 시작한다. 왼발을 약간 옆으로 딛는다. 이 때, 볼의 안쪽 모서리로 마루를 누르며 무릎은 약간 구부리고 안쪽으로 모은다. 샤세에서 움직이기 위한 준비 동작으로 몸의 라이즈 앤 폴을 동반한 오른발 힐의 약한 라이즈 앤 폴을 사용한다(카운트 "a"). 왼발을 작은 보폭으로 옆으로 놓는다. 이 때, 체중 이동은 파트 웨이트 이며 왼쪽 무릎은 약간 구부린다. 힙이 오른쪽에 있는 상태에서 볼을 사용한다. 발을 놓은 후 상체를 약간 라이징시킨다 (카운트 Q). 양쪽 무릎을 구부린 채 체중을 더 낮추며, 오른발을 왼발 쪽으로 옮긴다. 이 때 풋워크는 볼 플랫 (카운트 "a"). 왼발을 작은 보폭으로 무릎을 약간 구부리고 옆으로 놓는다. 그 다음 무릎을 부드럽게 편다. 힙을 중앙 위치로 되돌아오게 한다. 발이 놓인 후 몸을 약간 라이즈한다. 풋 워크는 볼, 플랫이다(카운트 Q).

Q.10 Is the footwork on a Chasse always Ball,Ball flat,Ball flat?

No, On step 1 the heel may lower towards the floor or make light contact with the floor. On step 2 the heel need not lower completely, especially when the music is fast.

Q.10 샤세에서 풋워크는 항상 볼, 볼 플랫, 볼 플랫인가?

아뇨. 스텝 1에서 힐이 마루 쪽으로 로워하거나 마루에 살짝 닿을 수 있다. 스텝 2에서 특히 음악이 빠를 때는 힐을 완전히 로워할 필요는 없다.

Q.11 What is the footwork when turn is made on the last step of a Chasse?

Ball, or ball flat

Q.11 샤세의 마지막 스텝에 턴을 할 때, 풋워크는 무엇인가?

볼 또는 볼 플랫

Q.12 Is there a bounce action on the Chasse?

Yes. A slight bounce action is used on all Chasses

Q.12 샤세에 바운스 동작이 있는가?

있다. 모든 샤세에 약한 바운스 동작이 사용된다.

Q.13 What may replace a Jive Chasse?
A single step(count S), or "tap,step", or "step,tap" (count QQ). These methods are particularly useful for teaching purposes

Q.13 자이브 샤세 대신에 무엇을 할 수 있는가?
싱글 스텝(카운트 슬로우)이나 "탭, 스텝" 혹은 "스텝, 탭" (카운트 퀵퀵)을 할 수 있다. 이 방법은 특히 가르칠 때 유용하다.

Q.14 For medal tests or professional examinations when demonstration to music, would these alternatives be desirable?
An occasional use of these alternatives is acceptable, but at all times the basic "QaQ" rhythm should be felt through the knees and body

Q.14 메달 테스트나 프로패셔널 시험에서 음악에 맞춰 시범을 할 때, 이러한 변형동작들이 바람직한 것인가?
이러한 변형동작을 가끔 사용하는 것은 허용된다. 그러나 기본 리듬인 "퀵앤퀵(QaQ)" 리듬은 무릎과 몸을 통해 항상 느끼고 있어야 한다.

Q.15 What is the fundamental timing in Jive?
QQ. QaQ. QaQ.
(**Note** *This timing is used on all Student-Teacher figures, and uses 1.1/2 bars of music)*

Q.15 자이브에서 기본적인 박자는 무엇인가?
QQ. QaQ. QaQ.
(**주의** *이런 박자는 모든 스튜던트-티쳐 피겨에서 사용되고, 1과 1/2소절이 사용된다.)*

Q.16 Are there alternative ways of counting this rhythm?
Yes. It could be counted "1.2.3a4 3a4" or "1.2.3a4 5a6"

Q.16 이 리듬을 카운트 하는 변형 방법이 있는가?
네. "1.2.3a4 3a4" 혹은 "1.2.3a4 5a6" 로 카운트 할 수도 있다.

Q.17 Name the different types of chasse used in Jive
Side Chasse, Compact Chasse, Forward Chasse, Backward Chasse, Turning Chasse. (L&F: add

Forward and Backward Lock. Also add "three small steps forward or back" as an occasional alternative to Forward or Backward Chasses)

Q.17 자이브에서 사용되는 여러 가지 샤세의 이름을 말하시오.
사이드 샤세, 컴팩 샤세, 포워드 샤세, 백워드 샤세, 터닝 샤세. (L&F: 포워드 그리고 백워드 락 샤세를 추가하시오. 포워드나 백워드 샤세에 대한 드문 변형으로 "쓰리 스몰 스텝 포워드나 백"을 역시 추가하시오.)

Q.18 What is the principle use of the Basic in Place?
It is mainly used as an exercise to help develop the rhythm and action

Q.18 베이직 인 플레이스는 원칙적으로 어디에서 사용되는가?
리듬과 동작을 발전시키도록 도와주는 연습용으로 주로 사용한다.

Q.19 Give the foot position on the Fallaway Rocks as Man
1-LF back in Fallaway ; 2-Replace weight to RF in

Promenade Position ; 3-5-Side Chasse LRL, end in Closed Position ; 6-8-Side Chasse RLR. (Remember always to show the steps clearly and with accuracy when analysing any figure. You may prefer to give the count rather than the step numbers, in which case you could use "Q.Q.QaQ.QaQ", "1.2.3a4 3a4" or "1.2.3a4.5a6". If you use one of these methods take the step and give the rhythm at same time. Example: LF back in Fallaway(Q)

Q.19   팔러웨이 록의 남자의 풋 포지션을 말하시오.

스텝 1-팔러웨이에서 왼발을 뒤로 놓는다 ; 스텝 2-프롬나드 포지션에서 체중을 오른발에 리플레스한다. ; 스텝 3-5-사이드 샤세(왼발 오른발 왼발)을 추고 클로즈드 포지션으로 끝낸다 ; 스텝 6-8-사이드 샤세(오른발 왼발 오른발)을 춘다. (어떤 피겨를 분석할 때는 항상 스텝을 분명하고 정확하게 보여주는 것을 잊지 마시오. 스텝 번호보다는 카운트 하는 것을 더 선호한다면 "Q.Q.QaQ.QaQ", "1.2.3a4.3a4",또는 "1.2.3a4.5a6" 로 카운트 할 수도 있다. 만약 이 방법을 사용한다면 스텝을 하면서 동시에 카운트를 해야 한다. 보기: 팔러웨이에서 왼발을 뒤로(Q).)

Q.20 How much turn is made on the Fallaway Rock?
1/8 to L on 1. 1/8 to R over 2-5. No turn on 6-8

Q.20 팔러웨이 록을 출 때 턴 양은 얼마인가?
스텝 1에서 왼쪽으로 1/8턴, 스텝 2-5에서 오른쪽으로 1/8턴. 스텝 6-8에서는 턴을 하지 않는다.

Q.21 How much turn does the Lady make?
1/4 to R 1. 1/4 to L over 2-5. No turn on 6-8

Q.21 여자는 턴을 얼마나 해야 하는가?
스텝 1에서 오른쪽으로 1/4턴, 스텝 2-5에서 왼쪽으로 1/4턴, 스텝 6-8에서는 턴을 하지 않는다.

Q.22 Are there alternative amounts of turn?
Yes. The Fallaway Rock could be commenced and ended in Promenade Position, making no turn, or -
Commence in Closed Position and end in Promenade Position. (1/8 to L on 1. No further turn. Lady 1/4 to R on 1. 1/8 to L over 2-5); or-
Commence in Promenade Position and end Closed Position (1/8 to R over 2-5. Lady 1/8 to R on 1. 1/4 to L over 2-5)

Q.22   턴 량에 있어서 변형 턴 양이 있는가?
　　　　있다. 팔러웨이 록은 턴 없이 프롬나드 포지션에서 시작해, 프롬나드 포지션으로 끝날 수 있다. 혹은 클로즈드 포지션에서 시작하여 프롬나드 포지션으로 끝날 수도 있다.(스텝 1에서 왼쪽으로 1/8턴하고, 더 이상 턴하지 않는다. 여자는 스텝 1에서 오른쪽으로 1/4턴을 하고 스텝 2-5에서 왼쪽으로 1/8턴을 한다.)
　　프롬나드 포지션에서 시작하여 클로즈드 포지션으로 끝날 수도 있다(남자는 스텝 2-5에서 오른쪽으로 1/8턴을 하며, 여자는 스텝 1에서 오른쪽으로 1/8턴 하고, 스텝 2-5에서 왼쪽으로 1/4턴을 한다.)

Q.23   Are steps 3-5 always danced as a Side Chasse?
　　　　No. When not turning to R, Lady to L on the first chasse, it will be taken diagonally forward

Q.23   스텝 3-5는 항상 사이드 샤세로 추는가?
　　　　아뇨. 오른쪽으로 턴을 하지 않을 때, 첫 번째 샤세에서 여자는 왼쪽으로 턴을 한다. 이 때, 다이아거널리 포워드 방향으로 진행한다.

Q.24 Give the Man's amount of turn on the Fallaway Throwaway

1/8 to L on 1. No turn on 2. No turn on 3-5. 1/8 to L between 5 and 6

Q.24 팔러웨이 쓰루어웨이에서 남자의 턴 양을 말하시오.

스텝 1에서 왼쪽으로 1/8턴, 스텝 2와 스텝 3-5에서는 턴을 하지 않고, 스텝 5와 6 사이에서 왼쪽으로 1/8턴을 한다.

Q.25 Are the Lady's foot positions on the Fallaway Throwaway the same as those for the Fallaway Rock?

1-4 are the same. 5 is side and slightly back in Closed Position. 6-8 are a Backward Chasse

Q.25 팔러웨이 쓰루어웨이에서 여자의 풋 포지션은 팔러웨이 록의 여자 풋 포지션과 같은가?

스텝 1-4는 똑같고, 스텝 5는 클로즈드 포지션에서 옆으로 그리고 조금 뒤로 놓는다. 스텝 6-8는 백워드 샤세이다.

Q.26　Explain the lead for the Fallaway Throwaway
　　　1 and 2 are the same as the Fallaway Rock. Turn Lady to L over 3-5, lowering L arm on 5, inclining the body slightly to L. On 6 lead Lady back, then release hold with R hand, returning body to normal position. On 7 and 8 extend L arm fwd to normal Open Position

Q.26　팔러웨이 쓰루어웨이의 리드를 설명하시오.
　　　스텝 1, 2는 팔러웨이 록과 똑같다. 스텝 3-5에서 여자가 왼쪽으로 턴을 하도록 하면서, 스텝 5에서 왼팔을 내리고 몸을 왼쪽으로 살짝 기울인다. 스텝 6에서 여자가 뒤로 가도록 리드하고 오른손 홀드를 풀어 몸을 정상 포지션으로 되돌린다. 스텝 7, 8에서 왼팔을 앞으로 쭉 뻗으면서 정상 오픈 포지션을 한다.

Q.27　What is practical use of the Link?
　　　It is used to return from Open Position to Closed Position

Q.27　링크는 실제로 어떻게 사용되는가?
　　　오픈 포지션에서 클로즈드 포지션으로 되돌아갈 때 사용된다.

Q.28 **How does the Man lead the first two steps of the** Link**?**

He leads the Lady to step back on 1 by increasing the tone in his L arm and extending it slightly fwd. On step 2 he will slightly retract his L arm to lead the Lady to replace her weight forward

Q.28 **남자는** 링크**의 처음 두 스텝을 어떻게 리드하는가?**

스텝 1에서 남자는 왼팔의 톤을 증가시키고 약간 앞으로 팔을 뻗어 여자가 뒤로 스텝을 하도록 리드한다. 스텝 2에서 남자는 왼팔을 약간 수축하여 여자가 체중을 앞으로 리플레스하도록 리드한다.

> ☼ 참고 : 인크리스 톤(increase tone)이란?
> 남자가 여자를 리드할 때 팔의 근육을 긴장시켜 그 힘이 자신의 팔을 타고 상대방의 팔에 전달되어 원하는 방향으로 움직이도록 하는 것을 말한다. 이것을 흔히 텐션(Tension)이라고 한다. 이러한 리드 방법을 피지컬(Physical)이라고 한다.

Q.29 **Describe as Man the** Change of Places from Right to Left

A good, simple description would be as follows-
Dance 1-5 of the Fallaway Rock, turning Lady to L over 2 and 3 and commencing to turn her to her R

on 5(Q.Q.QaQ). Forward Chasse RLR, turning to L, raising R arm and turning Lady to R under the raised arms, having released hold with R hand(QaQ). End in Open Position, having lowered the L arm at the end of the Lady's turn

Q.29 체인지 오브 플레이스 프럼 라이트 투 레프트에서 남자의 동작을 설명하시오.

다음이 간단하고 좋은 예다.-
스텝 2와 3에서 여자가 왼쪽으로 턴하고, 스텝 5에서 여자가 그녀의 오른쪽으로 턴을 시작하면서 팔러웨이 록의 스텝 1-5를 춘다(Q Q QaQ). 오른손 홀드를 먼저 풀고 왼팔을 들어 여자를 올려진 팔 밑에서 오른쪽으로 돌도록 하고 왼쪽으로 턴하면서 포워드 샤세 (오른발 왼발 오른발)를 춘다(QaQ). 여자가 턴을 끝낼 때쯤 왼팔을 내리면서 오픈 포지션으로 끝낸다.

Q.30 What do you understand by "lowering the L arm at the end of the Lady's turn"?

The moment of lowering the arm will depend on the speed of the Lady's turn

Q.30 "여자의 턴의 끝에서 왼팔을 내린다."라는 말을 어떻게 이해하고 있는가?

팔을 내리는 순간은 여자의 턴 속도에 따라 다르다.

Q.31 Explain the Change of Places Right to Left with a Change of Hands

Lead Lady with R hand to turn to her R on 5, then immediately release hold. Take R to R hand Hold at the end of the Lady's turn. Another method would be to turn Lady under arm as usual and then change to R to R Hand Hold at the end of her turn

Q.31 체인지 오브 플레이스 라이트 투 레프트에서 손바꿈을 설명하시오.

스텝 5에서 오른손으로 여자가 그녀의 오른쪽으로 턴을 하도록 리드한다. 그 다음 즉시 홀드를 푼다. 여자가 턴을 하는 마지막 순간에 오른손-오른손 홀드를 한다. 또 다른 방법은 보통처럼 팔 아래에서 여자가 턴 하도록 하고 여자가 턴을 도는 마지막 순간에 오른손-오른손 홀드를 한다.

Q.32 What may follow the Change of Places Right to Left when ended with R to R Hand Hold?

Change of Places Left to Right with a change of hands (A:American Spin ; L:Miami Special ; F: Shoulder Spin, Catapult)

Q.32 체인지 오브 플레이스 라이트 투 레프트에서 오른손-오른손 홀드로 끝났을 때, 어떤 후행피겨가 오는가?

손을 바꾸면서 하는 체인지 오브 플레이스 레프트 투 라이트 (A: 아메리칸 스핀 ; L: 마이에미 스페셜 ; F: 숄더 스핀이나 캐터팔트)

Q.33 What is the construction of the Man's foot positions for the Change of Places Left to Right?

He will dance steps 1.2 of the Link, then a compact chasse LRL, followed by a forward chasse RLR

Q.33 체인지 오브 플레이스 레프트 투 라이트에서 남자의 풋 포지션은 어떻게 구성되는가?

남자는 먼저 링크의 스텝 1,2를 하고 그 다음에 컴팩 샤세 (왼발 오른발 왼발)를 추며, 그 뒤에 포워드 샤세 (오른발 왼발 오른발)를 춘다.

Q.34 How much turn does he make overall on this figure?

3/8 to R

Q.34 이 피겨에서 남자의 전체적인 턴 양은 얼마인가?

오른쪽으로 3/8턴.

Q.35 Is there an alternative amount of turn?

Yes, he could make 1/4 to R over 3-5, then on further turn

Q.35 턴에 있어 변형 턴 양이 있는가?

예. 남자는 스텝 3-5에서 오른쪽으로 1/4턴을 한 후, 좀 더 턴 한다.

Q.36 What type of chasse is the Lady dancing on step 3-5 of the Change of Places Left to Right?

The Lady is dancing a turning chasse

Q.36 체인지 오브 플레이스 레프트 투 라이트의 스텝 3-5에서 여자는 어떤 형태의 샤세를 추는가?

여자는 터닝 샤세를 춘다.

Q.37   What do you understand by the term 'turning chasse' ?

The foot positions may vary on the first and third steps of the chasse, depending on individual interpretation of the speed of the turn

Q.37   '터닝 샤세'라는 용어를 어떻게 이해하고 있는가?

턴의 속도에 대한 개별적인 해석에 따라, 샤세의 첫 번째와 세 번째 스텝의 풋 포지션은 다양하다.

Q.38   Now explain two methods of dancing the Change of Places Left to Right with a change of hands

It is commenced with R to R Hand Hold and the Man will lead the Lady to commence to turn to her L on step 3, then immediately release R Hand Hold. Take L to R, or R to R, hand hold at the end of her turn. Another method would be to commence with L to R Hand Hold and turn Lady under arm as normal, then change to R to R Hand Hold at the end of her turn

Q.38 손 바꾸기와 함께 하는 체인지 오브 플레이스 레프트 투 라이트를 추는 두 가지 방법을 설명하시오.

오른손-오른손 홀드로 시작한다. 스텝 3에서 남자는 여자가 그녀의 왼쪽으로 턴을 시작하도록 리드하고 나서 즉시 오른손 홀드를 푼다. 여자가 턴을 다 돌 때, 왼손-오른손 홀드나 오른손-오른손 홀드를 한다. 또 다른 방법으로는 왼손-오른손 홀드로 시작한다. 정상 피겨에서처럼 올린 팔 아래서 여자를 턴 시키고 나서 여자가 턴을 다 돌 때, 오른손-오른손 홀드로 바꾼다.

Q.39 Now dance as Man the Change of Places Right to Left and Left to Right, **counting in Beats and Bars**

(Dance the figures accurately and with a convincing use of arms. Try to dance and count rhythmically)
Say "**1**.2.3a4 **2**a2.3.4 **3**a2.3a4 (3 bars)"

Q.39 체인지 오브 플레이스 라이트 투 레프트와 레프트 투 라이트를 박자와 소절을 세면서 남자로 춤을 춰 보시오.

(자신 있게 팔을 사용하며 피겨를 정확하게 추시오. 리듬감 있게 춤을 추고 카운트 하려고 노력하시오.)
"**1**.2.3a4 **2**a2.3.4 **3**a2.3a4(3소절)"이라고 말하시오.

Q.40 Give the Man's foot position on the Change of Hands Behind Back

(Remember to show the figure while giving the foot positions) Commence in Open Position. Dance 1.2 of the Link, LR(QQ). A forward chasse towards Lady's R side, LRL(QaQ). Turning chasse RLR to end with RF back in Open Position(QaQ).

Q.40 체인지 오브 핸즈 비하인드 백에서 남자의 풋 포지션을 말하시오.

(풋 포지션을 할 때 피겨를 보여주는 것을 잊지 마시오.) 오픈 포지션에서 시작한다. 링크의 스텝 1과 2를 춘다, 왼발 오른발(QQ). 여자의 오른쪽 옆으로 포워드 샤세 (왼발 오른발 왼발)을 춘다(QaQ). 터닝 샤세(오른발 왼발 오른발)을 추고 오른발을 뒤로 놓으면서 오픈 포지션으로 끝난다(QaQ).

Q.41 Now explain the lead

1.2 as for Link. Place R hand over Lady's R hand on 3, leading Lady towards right side. Release L hand hold on 5. Take both hands behind back on 6. Place Lady's R hand into L hand behind back on 7. Release R hand Hold and extend L arm forward to normal Open Position on 8.

Q.41 리드에 대해 설명하라.

스텝 1, 2는 링크 스텝 1, 2와 같다. 스텝 3에서 여자의 오른손 위에 오른손을 놓고, 여자를 오른쪽 옆으로 리드한다. 스텝 5에서 왼손 홀드를 푼다. 스텝 6에서 두 손을 등 뒤에서 잡는다. 스텝 7 등 뒤에서 여자의 오른손을 왼손으로 잡는다. 스텝 8에서 오른손 홀드를 풀고 왼팔을 앞으로 뻗어 정상 오픈 포지션을 취한다.

Q.42 Is there an alternative use of hands on this figure?

Yes, the Man could place Lady's R hand on R side of his waist on 5. He will then releas L to R Hand Hold on 6, allowing Lady's R hand to trail around his waist, catching L to R Hand Hold at the end of the turn

Q.42 이 피겨에서 손사용에 대한 변형 동작이 있는가?

있다. 남자는 스텝 5에서 여자의 오른손을 남자의 오른쪽 허리 옆에 놓는다. 그 다음 스텝 6에서 남자는 왼손-오른손 홀드를 풀고, 여자의 오른손이 남자의 허리를 둘레로 타고 돌다가 턴이 끝날 때 즈음 왼손-오른손 홀드를 한다.

Q.43 What type of chasses are used by the Man and Lady on the Hip Bump?

Steps 3-5 are a forward chasse ended to side in Left Side Position. Steps 7-9 are a side chasse ended back in Open Position

Q.43 힙 범프에서 남자와 여자는 어떤 형태의 샤세를 사용하는가?

스텝 3-5에서 포워드 샤세를 하고 레프트 사이드 포지션으로 끝낸다. 스텝 7-9에서는 사이드 샤세를 하며 샤세의 마지막 스텝을 뒤로 놓고 오픈 포지션으로 끝낸다.

Q.44 What happens on step 6?

The position is held and the Man and Lady bump hips (Man's L hip and Lady's R hip) for count "a". Alternative they may bump shoulders

Q.44 스텝 6에서 어떤 일이 일어나는가?

자세를 그대로 유지한 채 카운트 "a"에 남자와 여자는 힙을 부딪친다(남자의 왼쪽 힙과 여자의 오른쪽 힙). 변형 동작으로 어깨를 부딪치기도 한다.

Q.45 What may precede the Hip Bump?

Any figure ended in Open Position. (Remember the Student-Teacher is only required to give one precede and follow of their choice, the Associate two, and the Licentiate and Fellow three, where applicable)

Q.45 힙 범프의 선행 피겨는 무엇인가?

오픈 포지션으로 끝나는 어떤 피겨든지 올 수 있다. (스투던트 티쳐는 한 가지 선행피겨나 후행피겨를 선택해서 말해야 한다. 어소시에이트는 두 가지. 라이센시에이트와 펠로우는 세 가지 이다.)

☼ 참고 : **스투던트-티쳐, 어소시에이트, 라이센시에이트, 펠로우**는 무엇인가?

ISTD(영국황실무용교육협회)에선 프로댄스 교사의 등급을 Student-Teacher(St), Associate(A), Licentiate(L), Fellow(F)로 나누고 각 등급별 교육내용과 시험수준을 달리 하고 있다.

제 2 장 ASSOCIATE
어소시에이트

Q.46 **Describe the American Spin as Man**
Commence in Open Position with R to R Hand Hold and dance 1.2 of the Link LR(QQ). Close LF near to RF slightly forward, and dance a compact chasse leading Lady forward. On the last step increase tone in arm and then turn Lady to R, releasing hold(QaQ). Compact chasse RLR, regaining L to R or R to R hand hold at the end of the Lady's turn. End in Open Position(QaQ)

Q.46 **아메리칸 스핀의 남자 동작을 설명하시오**
오른손-오른손 홀드하고 오픈 포지션으로 시작해서 링크의 스텝 1과 2(왼발 오른발)을 춘다(QQ). 왼발을 오른발보다 약간 앞으로 모은다. 그리고 여자를 앞으로 오도록 리드하면서 컴팩 샤세를 춘다. 마지막 스텝에서 팔의 톤을 증가시켜 여자를 오른쪽으로 돌리면서 홀드를 푼다(QaQ). 컴팩 샤세(오른발 왼발 오른발)를 추고 여자가 턴이 끝날 때 왼손-오른손 홀드를 하거나 오른손-오른손 홀드를 하고 오픈 포지션으로 끝난다.(QaQ)

Q.47 **How much turn does the Lady make on the American Spin?**
A complete turn to the right

Q.47 아메리칸 스핀에서 여자의 턴 양은 얼마인가?
오른쪽으로 완전한 1회전.

Q.48 **How does she divide this turn?**
She will make 1/2 to R on RF at the end of step 5, then a further 1/2 over 6-8

Q.48 여자는 이 턴을 어떻게 나누는가?
여자는 스텝 5의 끝에서 오른발을 축으로 오른쪽으로 1/2턴을 돌고, 스텝 6-8에서 1/2를 더 턴 한다.

Q.49 **Can she make more turn on RF on step 5?**
Yes, she may make up to 3/4 on RF, completing the full turn overall over 6 and 7

Q.49 스텝 5에서 오른발로 좀 더 턴을 할 수 있는가?
있다. 여자는 오른발을 축으로 3/4턴까지 하고, 스텝 6와 7에서 나머지 턴을 하여 전체적으로 완전히 1회전을 한다.

Q.50 What must the Lady do on step 5 in order to accept the lead for her spin?
She must respond to the tone in the Man's arm with matching tone in her own R arm, taking her weight well forward to lean against Man's hand

Q.50 스텝 5에서 그녀의 스핀을 위한 리드를 받아들이기 위해 여자는 무엇을 해야만 하는가?
상체를 앞으로 기울려 남자의 손에 기대면서 자신의 체중을 앞으로 보낸다. 그리고 그녀의 오른팔로 남자 팔의 톤과 똑같은 톤으로 남자의 팔이 톤에 반응해야 한다.

Q.51 May the American Spin be lead with L hand?
Yes. (L&F : It may also be lead with L hand turning Lady under raised arms on step 5)

Q.51 아메리칸 스핀은 왼손으로 리드할 수도 있는가?
있다. (L&F: 스텝 5에서 왼손으로 올린 팔 아래에서 여자가 턴 하도록 리드한다.)

Q.52 Dance as Man, the Change of Places Right to Left with a changes of hands, then an American Spin commenced with R to R Hand Hold and catching L to R Hand Hold at the end. Then dance a second American Spin with L to R Hand Hold, again catching L to R Hand Hold at the end. Complete the amalgamation with a Change of Places Left to Right and a Link
(Remember to dance this with a convincing use of arms)

Q.52 남자로 춤을 추시오. 손 바꾸기와 함께 체인지 오브 플레이스 라이트 투 레프트를 추고 그 다음 오른손-오른손 홀드로 시작하여 아메리칸 스핀을 춘 후 왼손-오른손 홀드를 하시오. 그 다음 왼손-오른손 홀드로 두 번째 아메리칸 스핀을 추고, 끝에 다시 왼손-오른손 홀드를 하시오. 체인지 오브 플레이스 레프트 투 라이트와 링크를 가지고 아말가메이션을 완성하시오.
(팔을 확실하게 사용하면서 춤추는 것을 잊지 마시오.)

Q.53 Now count this amalgamation in Beats and Bars
Count **1**.2.3a4 **2**a2.3.4 **3**a2.3a4 **4**.2.3a4 **5**a2.3a4 **6**a2.3a4 **7**.2.3a4 **8**a2(7.1/2 bars)

Q.53 이 아말가메이션을 박자와 함께 소절로 카운트 하시오.

카운트 <u>1</u>.2.3a4 <u>2</u>a2.3.4 <u>3</u>a2.3.4 <u>4</u>.2.3.4 <u>5</u>a2.3.4 <u>6</u>a2.3a4 <u>7</u>.2.3a4 <u>8</u>a2(7.1/2 소절)

Q.54 Give the Man's foot positions on the Walks

1.2 of Fallaway Rock, LR(QQ). LF diagonally forward to chasse LRL, end in PP(QaQ). RF forward and across in PP and CBMP to chasse RLR(QaQ). (These two chasses may be repeated)

Q.54 워크에서 남자의 풋 포지션을 말하시오.

팔러웨이 록의 스텝 1, 2(왼발 오른발)을 춘다(QQ). 왼발을 다이아거너리 포워드 방향으로 디디면서 샤세(왼발 오른발 왼발)를 추고 프롬나드 포지션으로 끝낸다(QaQ). 프롬나드 포지션에서 왼발의 일직선상에 오른발을 앞으로 교차하여 디디면서 샤세(오른발 왼발 오른발)을 춘다(QaQ). (이 두 샤세는 반복될 수도 있다.)

Q.55 Do you know an alternative way of dancing the Walks?

Yes, The chasses may be substituted with single "Quick" steps. In place of the diagonally forward and across chasse just step diagonally forward(count

Q). Then RF forward and across in PP(count Q). Repeat these two steps once, twice or three times

Q.55 워크를 추는 변형 방법을 알고 있는가?
　　네. 이 샤세 대신에 싱글 "퀵" 스텝을 사용할 수도 있다. 다이아거너리 포워드 앤 어크로스 샤세 대신에 다이아거너리 포워드 스텝을 한다(카운트 Q). 그 다음 프롬나드 포지션에서 오른발을 앞으로 교차해서 디딘다(카운트 Q). 이 두 스텝을 한 번, 두 번 혹은 세 번 반복한다.

Q.56　Give the Lady's amount of turn on the Walks
　　1.2 are as Fallaway Rock. Then 1/4 to L over 3 and 4. Commence to turn to R on 5. 1/4 to R over 5-6. No turn on 7-8

Q.56　워크에서 여자의 턴 양을 말하라.
　　스텝 1, 2에서 팔러웨이 록을 춘다. 그 다음 스텝 3, 4에서 왼쪽으로 1/4턴을 한다. 스텝 5에서 오른쪽으로 턴하기 시작한다. 스텝 5-6에서 오른쪽으로 1/4턴을 한다. 스텝 7-8에서는 턴을 하지 않는다.

Q.57　Musically when does the Lady make her turn?
　　Each turn is made towards the end of the previous beat of music

Q.57 음악적으로 여자는 언제 턴을 하는가?
음악의 이전 박자 끝에서 각각의 턴이 이루어진다.

Q.58 **Describe the Stop and Go as Man**
Commence in Open Position and dance 1.2 of Link(QQ). Forward chasse LRL, leading Lady to turn to L under the raised arms. End in Right Side Position, placing R hand on Lady's back to check her turn and lower L arm(QaQ). Retaining the Right Side Position for the next two steps, RF forward, toe turned out, leading Lady to step back(Q), then replace weight back to LF leading Lady to replace her weight forward(Q). Dance a very small backward chasse RLR, raising L hand and turning Lady to her R under the raised arms, having released R hand contact. Lower arm and lead Lady back at the end of her turn. End in Open Position(QaQ)

Q.58 스탑 앤 고의 남자 스텝을 설명하시오
오픈 포지션에서 시작하여 링크의 스텝 1, 2를 춘다(QQ). 여자가 올린 팔 아래에서 왼쪽으로 턴하도록 리드하면서 포워드 샤세(왼발 오른발 왼발)를 추고, 오른손을 여자의 등에 놓고 여자의 턴을 막으면서 왼팔은 아래로 내리고 라이트 사이드 포지션으로 끝낸다.(QaQ). 다음 2 스텝을 위해 라이트 사이드 포지션을 유지한다. 여자가 발을 뒤로 놓게 리드를 하고 오른발을 앞으로 내 디디면서 토 턴 아웃 한다(Q). 그 다음 여자가 체중을 앞으로 리플레스 하도록 리드하면서 체중을 뒤에 있는 왼발로 리플레스 한다(Q). 오른손을 등에서 떼어 놓으면서 왼손을 올린다. 그리고 여자를 올린 팔 아래에서 그녀의 오른쪽으로 턴하도록 시키고 아주 작은 보폭으로 백워드 샤세 (오른발 왼발 오른발)를 춘다. 여자가 턴을 다 돌 때 팔을 낮추고 여자를 뒤로 리드하여 오픈 포지션으로 끝낸다(QaQ).

Q.59 How much turn does the Lady make when dancing the Stop and Go?

1/2 to L over steps 3-5 and 1/2 to R over steps 8-10

Q.59 스탑 앤 고를 출 때, 여자는 얼마만큼 턴을 해야 하는가?

스텝 3-5에서 왼쪽으로 1/2턴을 하고, 스텝 8-10에 오른쪽으로 1/2턴을 한다.

Q.60 Give the foot positions of the first six steps the Mooch as Man

Commence in Closed Position-
1-LF back in Right Side Position. Retain this position for the next five steps ; 2-Replace weight to RF ; 3-Flick LF forward from knee, slightly off the floor ; 4-Close LF to RF ; 5-Flick RF forward from knee, slightly off the floor ; 6-Close RF to LF
(**Note** *The "Q" counts could be given in place of the step numbers)*

Q.60 무치의 첫 번째 여섯 개 스텝에서 남자의 풋 포지션을 말하시오.

클로즈드 포지션에서 시작한다.-
스텝 1-라이트 사이드 포지션에서 왼발을 뒤로 놓는다. 다음 다섯 스텝을 하는 동안 이 포지션을 유지한다 ; 스텝 2-체중을 오른발로 리플레스 한다 ; 스텝 3-왼발을 무릎에서 부터 앞으로 플릭한다. 이 때 발끝이 마루위에 살짝 떨어져야 한다. ; 스텝 4-왼발을 오른발에 모은다 ; 스텝 5-오른발을 무릎에서 부터 앞으로 플릭한다. 이 때 발끝이 마루위에 살짝 떨어져야 한다. ; 스텝 6-오른발을 왼발에 모은다.
(**주의** 스텝 번호대신에 "퀵" 카운트를 사용할 수 있다.)

> ☼ 참고 : 플릭(Flick)과 킥(Kick)의 차이는?
> 플릭은 무릎을 구부렸다가 발끝을 마루 위로 닿을 듯 말듯 포인트 하는 동작이고, 킥은 발을 뻗어 차는 동작을 말한다.

Q.61 Now explain the lead on the first step of the Mooch

Turn Lady to R with L hand, then release L to R Hand Hold. Allow the R hand to slide further around Lady's back

Q.61 무치의 첫 스텝에서 리드를 설명하라.

왼손으로 여자를 오른쪽으로 턴 시킨다. 그 다음 왼손-오른손 홀드를 푼다. 오른손이 여자의 등위로 좀 더 깊이 미끄러져 들어가도록 한다.

Q.62 What does the Lady do with her L hand on this step?

The Lady will slide her L hand across the Man's shoulder to maintain a comfortable position

Q.62 이 스텝에서 여자는 자신의 왼손으로 무엇을 하는가?

여자는 편안한 자세를 유지하기 위해서 자신의 왼손을 남자의 어깨를 가로질러 미끄러지도록 한다.

Q.63 What is the important point to remember when flicking the foot off the floor?
It is important to stretch the ankle and instep so that the foot is pointed

Q.63 발을 마루 위로 플릭을 할 때, 기억해야 할 중요한 점은 무엇인가?
발이 포인트되도록 발목과 발등을 뻗는 것이 중요하다.

Q.64 How many types of Whip do you know?
Two. The Whip and the Whip Throwaway. (L: add the Reverse Whip ; F: add the Curly Whip)

Q.64 얼마나 많은 형태의 휩을 알고 있는가?
두 개. 휩과 휩 쓰루어웨이. (L: 리버스 휩을 더 하시오 ; F:컬리 휩을 더 하시오.)

Q.65 Give the Man's foot position of the Whip
Commence in Closed Position-
1-Cross RF behind LF(Cuban Cross) ; 2-LF to side ; 3-5-RF to side, a very small step, to chasse RLR. End in Fallaway Position
(The QQQaQ could be given in place of the step numbers. As always this is your choice)

Q.65 휩에서 남자의 풋 포지션을 말하시오.
　　　　클로즈드 포지션으로 시작한다.-
스텝 1-오른발을 왼발 뒤에 교차한다.(큐반 크로스) ;
스텝 2-왼발을 옆으로 놓는다 ; 스텝 3-5-오른발을 아주 작은 보폭으로 옆에 놓으면서 샤세(오른발, 왼발, 오른발)를 춘다. 팔러웨이 포지션으로 끝낸다.
(스텝 번호 대신 QQQaQ을 할 수 있다. 언제나 이것을 당신의 선택이다.)

Q.66 **Give the minimum and maximum amounts of turn on the Whip as Man**
5/8 is the minimum and 1.1/8 is the maximum

Q.66 휩에서 남자의 최소와 최대 턴 양을 말하시오.
　　　　최소 턴 양은 5/8턴이고, 최대 턴 양은 1과 1/8턴이다.

Q.67 **Where is most of the turn made?**
Over the first two steps

Q.67 턴은 어디에서 가장 많이 이루어지는가?
　　　　처음 두 스텝을 하는 동안.

Q.68 Does the Lady make the same amount of turn?

No. The Lady makes 1/4 more on the chasse to achieve the Fallaway Position

Q.68 여자는 똑같은 턴 양을 하는가?

아뇨. 샤세에서 여자는 1/4턴을 더 하여 팔러웨이 포지션을 완성한다.

Q.69 Is it possible to dance more than five steps of the Whip?

Yes. 1 and 2 may be repeated before dancing the chasse. (This is known as the Double Whip)

Q.69 휩의 5개 스텝보다 더 많은 스텝을 추는 것이 가능한가?

네. 샤세를 추기 전에 스텝 1, 2를 반복한다.(이것은 더블 휩으로 알려져 있다.)

Q.70 Give the Lady's foot positions on steps 1 and 2 of the Whip

1-LF forward towards Man's R side; 2-RF forward between Man's feet small step

Q.70 휩의 스텝 1, 2에서 여자의 풋 포지션을 말하시오.

스텝 1-남자의 오른쪽 옆으로 왼발을 내딛는다 ; 스텝 2- 남자의 두 발 사이로 오른발을 작은 보폭으로 내딛는다.

Q.71 Are the foot positions of the Whip and Whip Throwaway the same?

No. The first two steps are the same, then the Man will dance a compact chasse, leading the Lady away, to end in an Open Position, almost facing partner. The Lady will take step 3 to side and slightly back to chasse, to end LF back

Q.71 휩과 휩 쓰루어웨이의 풋 포지션이 같은가?

아니요. 처음 두 스텝은 같다. 그 다음 남자는 컴팩 샤세를 추면서 여자가 멀리 떨어지도록 리드하고, 파트너를 거의 마주보는 오픈 포지션으로 끝낸다. 여자는 스텝 3을 옆으로 그리고 조금 뒤로 놓으면서 샤세를 추고 왼발을 뒤로 놓으며 끝낸다.

Q.72 What differences occur on the Link when it precedes the Whip?

Steps 6-8 of the Link are omitted and 1/4 turn to R is made over 3-5. Step 5 as Man is diagonally forward to end side and slightly forward

Q.72 링크 다음에 휩을 출 때, 링크에 어떤 차이점이 발생하는가?

링크의 스텝 6-8은 생략되고, 스텝 3-5에서 오른쪽으로 1/4턴을 한다. 옆으로 그리고 조금 앞으로 끝내기 위해서 남자의 스텝 5는 다이아거너리 포워드이다.

제 3 장 LICENTIATE
라이센시에이트

Q.73 Give the Man's foot position for the Reverse Whip

Step 1.2 of the Fallaway Rock, LR(QQ) ; LF fwd and across RF in Closed Position(Q) ; RF to side and slightly back(a) ; LF in front of RF(Cuban Cross)(Q) ; RF fwd and slightly to side(Q) ; Swivel on ball of LF, ending with LF in front of RF(Cuban Cross)(Q) ; Side chasse RLR(QaQ)

Q.73 리버스 휩의 남자 풋 포지션을 말하시오.

팔러웨이 록의 스텝 1, 2(왼발 오른발)를 춘다.(QQ) ; 클로즈드 포지션에서 왼발을 오른발을 가로질러 앞으로 딛는다.(Q) ; 오른발을 옆으로 그리고 조금 뒤로 놓는다.(a) ; 왼발을 오른발 앞에 큐반 크로스 시킨다.(Q) ; 오른발을 앞으로 그리고 조금 옆으로 딛는다.(Q) ; 왼발 볼을 축으로 스위블하여 왼발을 오른발 앞에 큐반 크로스 시키고 끝낸다(Q) ; 사이드 샤세(오른발 왼발 오른발)를 춘다(QaQ).

Q.74 Is the Man's amount of turn on the first two steps the same as for the normal Fallaway Rock?

Not exactly ; he will not commence to turn to R on step 2

Q.74   처음 두 스텝에서 남자의 턴 양은 정상 팔러웨이 록에서의 턴 양과 같은가?

정확히 그렇지는 않다 ; 남자는 스텝 2에서 오른쪽으로 턴하면서 시작하지 않는다.

Q.75   What are the Lady's foot positions on steps 3-5 of the Reverse Whip?

RF to side in Closed Position to chasse RLR, to end with RF back and slightly to side

Q.75   리버스 휩의 스텝 3-5에서 여자의 풋 포지션은 무엇인가?

클로즈드 포지션에서 오른발을 옆으로 놓으며 샤세 (오른발 왼발 오른발)를 춘다. 그리고 오른발을 뒤로 그리고 조금 옆으로 놓고 끝낸다.

Q.76   Give the Man's foot pattern of the chasses for the Windmill

The first chasse is a forward chasse. The second chasse starts side and slightly forward, and ends forwards.

Q.76 윈드밀에 사용되는 샤세의 남자 발 패턴에 대해 말하시오.

첫 번째 샤세는 포워드 샤세이다. 두 번째 샤세는 옆으로 그리고 조금 앞으로 놓고 시작하여 앞으로 딛고 끝낸다.

Q.77 Now as Lady

Lady dances three little runs forward to end back and slightly to side on the first chasse. Her second chasse is a backward chasse

Q.77 이제는 여자 발 패턴에 대해 말하시오.

첫 번째 샤세에서 여자는 세 번의 작은 런을 앞으로 한 후, 발을 뒤로 그리고 조금 옆으로 놓고 끝낸다. 두 번째 샤세는 백워드 샤세이다.

Q.78 Explain the use of arms and inclination of body for the Windmill

On steps 3-5 the arms are extended from the elbows, keeping elbows quite near to the body and inclining the body slightly to left(Lady to right) Return arms and body to starting position over step 6-8

Q.78   **윈드밀에 사용되는 몸의 기울기와 팔의 사용에 대해 설명하시오.**
스텝 3-5에서 팔은 팔꿈치부터 뻗는데, 이때 팔꿈치는 몸 가까이에 유지해야 하고 몸은 약간 왼쪽으로(여자는 오른쪽을) 기울인다. 팔과 몸은 스텝 6-8에 시작위치로 다시 돌아온다.

Q.79   **What differences occur on the** Overturned Fallaway Throwaway **when comparing it to the normal** Fallaway Throwaway?
Man continues to turn L on 2, then turns 1/8 L between 2 and 3, making another 1/8 between 5 and 6. Steps 3-5 will be a forward chasse and steps 6-8 will be taken diagonally forward to end forward. He will lead Lady to pass in front of his body on 3-5 (Lady dances three little runs forward then turns to end with RF back and slightly to side, and she will turn 1/8 more to L overall)

Q.79   **오버턴 팔러웨이 쓰로우어웨이와 정상적인 팔러웨이 쓰뤄웨이를 비교할 때, 오버턴 팔러웨이 쓰뤄웨이에서 어떤 차이점이 발생하는가?**
스텝 2에서 남자는 계속해서 왼쪽으로 턴을 한다. 그 다음 스텝 2와 3사이에서 왼쪽으로 1/8턴을 하고, 스텝

5와 6 사이에 또 다시 1/8턴을 한다. 스텝 3-5는 포워드 샤세, 그리고 스텝 6-8은 다이아거너리 포워드 시작해서 포워드로 끝난다. 남자는 스텝 3-5에서 여자가 자신의 몸 앞을 지나가게 리드한다. (여자는 앞으로 세 번의 적은 런을 한다. 그 다음 턴을 하여 오른발이 뒤로 그리고 조금 옆으로 놓인 상태에서 끝낸다. 그리고 여자는 전체적으로 왼쪽으로 1/8턴을 더 많이 턴 한다.)

Q.80 Explain a more advanced way of dancing the Walks

When the chasses are replaced with single "Quicks" the Man may use a Meregue action

Q.80 워크를 추는 좀 더 고급스러운 방법에 대해 설명하시오.

샤세를 싱글 "퀵"으로 대체할 때, 남자는 메렝게 동작을 사용할 수 있다.

Q.81 Describe the Merengue action in detail

Firmly straighten R knee on the second half of the preceding step (this will cause the R hip to move back and to R) and place LF diagonally forward with part weight(Q). Firmly straighten L knee on second half of preceding step (this will cause the L hip to move back and to L) and close RF to LF with part weight(Q)

Q.81 메렝게 동작을 자세히 설명하시오.

이전 스텝의 두 번째 반 박자에 오른발 무릎을 단단히 편다(이 동작은 오른쪽 힙을 뒤로 그리고 오른쪽으로 움직이게 만든다). 그리고 왼발을 다이아거너리 포워드 딛는다. 이 때, 체중 이동은 파트 웨이트이다 (Q). 이전 스텝의 두 번째 반 박자에 왼쪽 무릎을 단단히 편다(이 동작은 왼쪽 힙을 뒤쪽으로 그리고 왼쪽으로 움직이게 만든다), 오른발을 왼발에 모은다. 이 때, 체중 이동은 파트 웨이트이다.

Q.82 What is the Lady dancing on these steps?

Lady turns 1/4 L on second half of preceding beat and closed RF to LF(Q). She turns 1/4 R on second half of preceding beat and steps LF forward across in Promenade Position(Q)

Q.82 이 스텝에서 여자는 무엇을 추는가?

여자는 이전 박자의 두 번째 반 박자에서 왼쪽으로 1/4턴을 한다. 그리고 오른발을 왼발에 모은다(Q). 여자는 이전 박자의 두 번째 반 박자에서 오른쪽으로

1/4턴을 하고, 프롬나드 포지션에서 왼발을 가로질러 앞으로 내딛는다.(Q)

Q.83 As Man dance the Spanish Arms twice, using the Spin ending on the second

(Dance accurately, calling the timing in a clear voice. Pay particular attention to the use of arms)

Q.83 남자로 스페니쉬 암을 두 번 추시오. 그리고 두 번째 스페니쉬 암에서 스핀 엔딩을 사용하여 끝내시오.

(명확한 목소리로 타이밍을 말하면서 정확하게 춤을 추시오. 팔의 사용에 특히 주의 하시오.)

Q.84 Now dance this as Lady, counting in beats and bars

(Again, dance accurately, with a correct use of arms, counting **1**.2.3a4 **2**a2.3a4 **3**a2.3a4 - 3 bars)

Q.84 비트 앤 바로 카운트 하면서 여자로 이것을 추시오.

(**1**.2.3a4 **2**a2.3a4 **3**a2.3a4 - (3 소절)을 카운트 하면서 팔을 올바르게 사용하고 정확하게 춤을 추시오.)

Q.85 What differences occur when you dance the Spin ending to the Spanish Arms?

Steps 3-5 will be a compact chasse for the Man, with no turn. He will give a stronger pull with his R hand towards the end of 5, then immediately release R to L Hand Hold. Lady spins approximately a complete turn to R on RF under the raised arms towards the end of 5, then dances her chasse, taking 6 to side and slightly back to end with LF back on 8, having completed 1/2 turn to R

Q.85 스페니쉬 암을 스핀 동작으로 마무리하면 어떤 차이점이 발생하게 되는가?

스텝 3-5에서 남자는 턴 없이 컴팩 샤세를 한다. 남자는 스텝 5가 끝날 때 오른손으로 강하게 당긴다. 그 다음 즉시 오른손-왼손 홀드를 푼다. 여자는 스텝 5가 끝날 때쯤 올려진 팔 아래에서 오른발을 축으로 오른쪽으로 대략 완전한 1회전을 한다. 그 다음에 스텝 6을 옆으로 그리고 조금 뒤로 놓으면서 샤세를 하고, 스텝 8에 오른쪽으로 1/2턴을 돌고 난 후 왼발을 뒤로 놓으며 끝난다.

Q.86 Describe the Rolling off the Arm as Man
(The following would be a good description, although other methods could be used)
Commence in Open Position with R to L hand hold and dance 1.2 of Link(QQ) [or 1.2]. LF forward to chasse LRL turning to R, ending with LF to side and slightly forward, having lead the Lady to turn to her L to end in the crook of R arm in Right Side Position(QaQ) [or 3a4]. Retain this position and dance two forward walks turning to R, leading Lady to walk back(QQ) [or 1.2]. Towards the end of the step lead Lady to turn R to roll out of arm, then Forward Chasse LRL, still turning to R, to end in Open Position(QaQ) [or 3a4]
(**Note** *The two walks forward could be danced as a* Cuban Cross *and a* side step *if preferred)*

Q.86 롤링 오프 디 암의 남자 스텝을 설명하시오.
(다른 방법이 사용될 수 있겠지만, 다음 방법이 좋은 설명이 될 것이다.)
오른손-왼손 홀드로 오픈 포지션에서 시작하고 링크의 스텝 1, 2(QQ 또는 1,2)를 춘다. 오른쪽으로 턴을 하면서 왼발을 앞으로 딛고 샤세(왼발, 오른발, 왼발)를 춘다. 이 때, 여자가 그녀의 왼쪽으로 턴을 하여 라이트 사이드 포지션에서 오른팔을 구부리고 끝나도록 리드하고 마지막에 왼발을 옆으로 그리고 조금 앞으로 놓고 끝낸다.(QaQ, 또는 3a4). 이 자세를 유지하면서 오른쪽으로 돌면서 포워드 워크를 두 번 하고 여자는 뒤로 두 번 걷도록 리드한다.(QQ 또는 1,2). 스텝이 끝날 때쯤 여자가 오른쪽으로 돌아서 팔 밖으로 빠져나가게 리드한 후, 포워드 샤세(왼발 오른발 왼발)를 하면서 계속 오른쪽으로 돌다가 오픈 포지션으로 끝낸다(QaQ 또는 3a4).

(**주의** *앞으로 워크를 두 번 할 때, 큐반 크로스로 출 수도 있고 좋아한다면 사이드 스텝으로 출 수도 있다.*)

Q.87 Now give the Lady's amount of turn

1/4 to L over steps 3-5 . 1/2 to R over 6 and 7, then 1/2 to R on RF, 1/8 to R between 7 and 8

Q.87 여자의 턴 양에 대해 말하시오.

스텝 3-5에서 왼쪽으로 1/4턴을 하고, 스텝 6-7에서 오른쪽으로 1/2턴을 하고 난 뒤 오른발을 축으로 오른쪽으로 1/2턴을 하며, 스텝 7과 8사이에 오른쪽으로 1/8턴을 한다.

Q.88 What other holds may be used for the Rolling off the Arm?

Double Hand Hold or R to R Hand Hold

Q.88 롤링 오프 디 암에 사용되는 또 다른 홀드는 무엇인가?

더블 핸드 홀드 또는 오른손-오른손 홀드

Q.89 Which hold do you feel is easier?

Possibly the Double Hand Hold as it would be difficult for the Lady to mistake the lead

Q.89 당신은 어떤 홀드가 더 쉽게 느껴지는가?

아마도 더블 핸드 홀드. 여자가 남자의 리드를 쉽게 알 수 있기 때문이다.

Q.90 Are there alternative methods of dancing the Link?

Yes. A Flick Ball Change or Point Ball Change could be used, or a Hesitation

Q.90   링크를 출 때 변형 방법이 있는가?
　　　있다. 플릭 볼 체인지 또는 포인트 볼 체인지, 혹은 헤지테이션이 사용될 수 있다.

Q.91   Do the Man and Lady dance these alternatives at the same time or individually?
Either would be correct although the Hesitation is used more frequently by the Lady as it is more comfortable from a backward step. It is very useful when the distance between the couple is greater than normal, making it more difficult to step back into the first step of the Link

Q.91   이러한 변형동작을 남자와 여자가 동시에 추는가? 아니면 개별적으로 추는가?
두 방법 모두 옳다. 비록 헤지테이션이 뒤로 움직이는 스텝에서 더 편안하게 사용할 수 있기 때문에 여자가 빈번히 사용하지만, 커플사이의 거리가 보통 때보다 더 커서 발을 뒤로 놓아 링크의 첫 발을 시작하는 것이 어려울 때, 헤지테이션이 유용하게 쓰인다.

Q.92   Why is the Simple Spin so called?
　　　Because it has the simple timing of "QQ" (or 1.2)

Q.92 심플 스핀이라고 불리는 이유는 무엇인가?
"QQ" 또는(1.2)의 단순한 박자를 가지고 있기 때문이다.

Q.93 What may precede the Simple Spin?
A Change of Places L to R, ended in Open Counter Promenade Position

Q.93 심플 스핀의 선행피겨는 무엇인가?
오픈 카운트 프롬나드 포지션으로 끝나는 체인지 오브 플레이스 레프트 투 라이트

Q.94 How is this position achieved?
The chasse on 6-8 is danced to side, ending diagonally forward. The Man takes the L hand down and across the body to lead the Lady to turn 1/4 more than usual

Q.94 이 포지션을 어떻게 얻는가?
샤세 스텝 6-8을 사이드 샤세로 추고, 마지막 스텝을 다이아거너리 포워드로 끝낸다. 남자는 여자가 보통 때보다 1/4턴을 더 돌도록 리드하기 위해서 왼손을 아래로 그리고 몸을 가로질러 놓는다.

Q.95 What are the Man's foot positions for the Simple Spin?

The Man closes LF to RF on step 1 and replaces his weight to RF in Open Position on step 2

Q.95 심플 스핀에서 남자의 풋 포지션은 무엇인가?

스텝 1에서 남자는 왼발을 오른발에 모은다. 그리고 스텝 2에서는 오픈 포지션에서 오른발로 체중을 리플레스한다.

Q.96 How much turn is made by the Lady?

1/2 to R on LF on 1, then 1/2 to R on RF on 2 (Remember the turns are commenced towards the end of the previous beats of music)

Q.96 여자의 턴 양은 얼마나 되는가?

스텝 1에 왼발을 축으로 오른쪽으로 1/2턴을 하고, 그 다음 스텝 2에 오른발을 축으로 오른쪽으로 1/2턴을 한다. (이전 박자 끝에서부터 턴이 시작되는 것을 잊지 마시오.)

Q.97 How does the Man lead the Miami Special?

The first two steps are as the Link. He will then raise R hand and circle it strongly anti-clockwise over the Lady's head on steps 3-5. Towards the end of 5 he will continue to circle his R hand strongly over his own head, then places it on his own R shoulder. At the same time he places his L hand on Lady's L shoulder blade. On 6-8 he releases hold with R hand and gradually slides L hand along Lady's R arm, taking L to R hand hold on 8.

Q.97 남자는 어떻게 마이에미 스페셜을 리드하는가?

처음 두 번의 스텝은 링크를 춘다. 그 다음 스텝 3-5에서 남자는 여자의 머리 위로 오른손을 올리고 그것을 시계 반대방향으로 강하게 돌려 원을 그린다. 스텝 5의 마지막쯤에 남자는 자신의 머리 위로 그의 오른손을 계속해서 강하게 돌려, 오른손을 자신의 오른쪽 어깨 위에 놓는다. 동시에 남자는 그의 왼손을 여자의 왼쪽 견갑골에 놓는다. 스텝 6-8에서 남자는 오른손 홀드를 풀고, 점차 왼손을 여자의 오른팔을 따라 미끄러지듯 내려 스텝 8에서 왼손-오른손 홀드를 한다.

제 4 장 FELLOW
펠로우

Q.98 How may the Stop and Go developed for the Gold medallist or more advanced pupil?

It may be danced without hold during the Lady's turns. Man will lead Lady strongly with his L hand to turn her to L on step 3, immediately releasing hold, and then place his R hand on her back to check her turn on step 5. He will turn her to R by leading her strongly with his R hand on 8, then releasing R hand contact. Regain L to R Hand Hold at the end of her turn

Q.98 골드 메달리스트 또는 더 고급 학생들을 위해 어떻게 스탑 앤 고를 발전시킬 수 있는가?

여자가 턴하는 동안 홀드 없이 출 수도 있다. 스텝 3에서 남자가 강하게 왼손으로 여자를 왼쪽으로 턴 하도록 리드하고 즉시 홀드를 풀어준다. 그 다음 스텝 5에서 여자의 턴을 막기 위해 여자의 등에 오른손을 댄다. 스텝 8에서 남자는 오른손으로 강하게 여자를 리드해서 여자가 오른쪽으로 턴 하도록 한다. 그 다음 오른손 접촉을 땐다. 여자가 턴을 마치면 왼손-오른손 홀드를 다시 한다.

Q.99 Explain the "Bobby Hops" that may be used by the more advanced pupil while dancing the Mooch

Make a slight hop on RF and at the same time flick LF off floor(aQ). Slight hop on RF and at the same time close LF to RF(aQ). This is repeated starting with the other foot (Lady normal opposite foot)

Q.99 무치를 출 때, 좀 더 고급 학생들이 사용하는 "바비 홉스"를 설명하시오.

오른발에서 약한 홉을 함과 동시에 왼발을 마루 위에 닿을 듯 말 듯 플릭 한다(aQ). 오른발에서 약한 홉을 함과 동시에 왼발을 오른발에 모은다(aQ). 다른 발로 시작할 때 이것을 다시 반복한다.(여자는 반대 발.)

Q.100 Do you know another method?

Yes. A Flick Cross action could be danced. Make a slight hop on RF and at the same time flick LF off floor(aQ). Spring on to LF, crossing it well in front of RF, with RF slightly off the floor at back(Q). Then repeat with the other foot (Lady normal opposite foot)

Q.100 다른 방법도 알고 있나요?

예. 플릭 크로스 동작을 사용할 수도 있다. 오른발에서 약한 홉을 함과 동시에 왼발을 마루 위에 닿을 듯 말 듯 플릭 한다(aQ). 오른발은 뒤에서 마루에서 살짝 떨어진 상태로 왼발을 스프링해서 오른발 앞에 교차시킨다(Q). 그 다음 다른 발로 반복한다(여자는 남자와 반대 발)

Q.101 Explain the Spin Ending to Rolling off the Arm

This may be danced when the R to R Hand Hold is used. Towards the end of step 7 Man will raise the R hand above Lady's R shoulder and circle it quickly in a clockwise direction. He will lower the arm to lead her back at the end of her turn. The Lady will spin approximately 1.1/8 turns to her R on RF underarm towards the end of step 7, then side and slightly back to chasse LRL, continuing to turn a further 1/2 to R to end with LF back in Open Position

Q.101 롤링 오프 디 암의 스핀 엔딩을 설명하시오.

오른손-오른손 홀드를 사용할 때 이것을 춘다. 스텝 7의 마지막쯤에 남자가 여자의 오른쪽 어깨 위로 오른손을 들어 올린다. 그리고 오른손을 시계방향으로 빠르게 돌린다. 그리고 남자가 팔을 낮추어 여자가 턴을 하는 마지막에 여자를 뒤로 움직이도록 리드한다. 여자는 스텝 7의 마지막쯤에 올린 팔 아래서 오른발을 축으로 오른쪽으로 대략 1과 1/8턴을 한다. 그 다음 오른쪽으로 계속 1/2턴을 더 하면서 옆으로 그리고 조금 뒤로 샤세 (왼발 오른발 왼발)를 춘다. 왼발을 뒤로 하고 오픈 포지션으로 끝낸다.

Q.102 Dance, first as Man, then as Lady, the Whip, Curly Whip and Whip Throwaway

(When dancing this remember to end the Whip preceding the Curly Whip facing partner, not in Fallaway Position - Man and Lady making the same amount of turn. It is not important how much turn you show on the Whip although most candidates dance a complete turn, making it easier to remember your alignment when dancing the following Whips)

Q.102 휩, 컬리 휩 그리고 휩 쓰뤄웨이를 처음에는 남자로, 그 다음 여자로 추시오.

(이 춤을 출 때 꼭 기억해야 할 것은 파트너와 마주 보고 추는 컬리 휩을 하기 전에 추는 휩은 팔러웨이 포지션으로 끝내서는 안 된다는 것이다. - 남자와 여자의 턴 양을 똑같이 한다. 대부분의 응시생들은 다음 휩을 할 때 방향을 기억하기 쉽게 하기 위해서 완전히 1회전

을 하지만 휩에서 얼마나 많은 턴을 하는지 보여 주는 것은 별로 중요하지 않다.)

Q.103 Who is on the outside of the turn when dancing steps 3-5 of the Curly Whip?
The Man. This is why he dances a side chasse, while the Lady dances a compact chasse

Q.103 컬리 휩의 스텝 3-5를 할 때, 턴의 바깥쪽에 있는 사람은 누구인가?
남자. 이것 때문에 여자가 컴팩 샤세를 하는 동안 남자는 사이드 샤세를 한다.

Q.104 Is the hold released during the Curly Whip?
Not exactly. The Man loosens his R hand hold on Lady's back, but keep a light contact so that the Lady turns within the circle of his arm

Q.104 컬리 휩을 하는 동안 홀드를 풀어 주는가?
정확히 말하면 풀어주지 않는다. 여자가 남자 팔의 원 안에서 턴을 하도록 남자는 오른손 홀드를 여자의 등에서 느슨하게 한다. 그러나 가벼운 접촉은 유지한다.

Q.105 How much turn is made by the Man and Lady?

The Man turns 1/2 to R and the Lady turns 1/2 to L

Q.105 남자와 여자는 얼마나 많은 턴을 하는가?

　　　남자는 오른쪽으로 1/2턴, 여자는 왼쪽으로 1/2턴을 한다.

Q.106 On which step does the Lady make most of her turn?

Towards the end of step 2. Most of her turn is made on her LF

Q.106 어떤 스텝에서 여자가 대부분의 턴을 하는가?

　　　스텝 2의 끝 부분에서 여자의 대부분의 턴이 왼발을 축으로 이루어진다.

Q.107 Is there an alternative amount of turn?

　　　Yes. The Man may turn his body slightly to R on step 1, leading Lady to turn 1/4 to R to a 90° angle on his R side. He will then turn her more strongly to L over 2-5, the Lady making 3/4 turn to L

Q.107 변형 턴 양이 있는가?
있다. 남자는 스텝 1에서 여자가 오른쪽으로 1/4턴을 하여 남자의 오른쪽 옆에 90도 각도로 오도록 리드하면서 약간 오른쪽으로 몸을 턴 한다. 남자는 스텝 2-5에서 좀 더 강하게 여자를 왼쪽으로 턴 시킨다. 여자는 왼쪽으로 3/4턴을 한다.

Q.108 When dancing the Shoulder Spin what does the Man do with his R arm on steps 6-8 (the second chasse)?
He will lower his R arm across his back at waist level

Q.108 숄더 스핀을 출 때, 스텝 6-8(두 번째 샤세)에서 남자는 오른팔로 무엇을 하는가?
남자는 오른팔을 낮추어 허리 위치에서 등 뒤로 가로지른다.

Q.109 What do last three steps of the Shoulder Spin resemble?
An American Spin commenced in Counter Promenade Position although the Man leads Lady to spin to her R from pressure through his L hand on her shoulder

Q.109 숄더 스핀의 마지막 쓰리 스텝은 무엇을 닮았 가?

비록 남자의 왼손을 통해 여자의 어깨에 압력을 전달하여 여자가 그녀의 오른쪽으로 회전하도록 리드하지만 카운터 프롬나드 자세에서 시작하는 아메리칸 스핀을 닮았다.

Q.110 Is the Shoulder Spin ended with L to R or R to R Hand Hold?

Both are correct

Q.110 왼손-오른손 또는 오른손-오른손 홀드로 숄더 스핀을 끝내는가?

양쪽 모두 맞다.

Q.111 As Lady give the foot position on steps 1-5 of the Toe Heel Swivels

Commence in Open Position with Double Hand Hold - Dance 1.2 of Link(QQ) ; Swivel to L on LF to Counter Promenade Position and Place RF close to LF on toe, without weight(Q) ; Swivel to R on LF to Promenade Position and place RF diagonally forward on heel, without weight(Q) ; Swivel to L on LF and RF forward and across in Counter Promenade Position(Q)

Q.111 토우 힐 스위블의 스텝 1-5에서 여자의 풋 포지션을 말하시오.

더블 핸드 홀드로 오픈 포지션에서 시작한다.-
링크 스텝 1, 2를 춘다(QQ) ; 카운터 프롬나드 포지션에서 왼발을 축으로 왼쪽으로 스위블을 한다. 그리고 체중 없이 오른발을 왼발에 모은다. 이 때, 오른발을 '토'만 마루에 댄다(Q) ; 왼발을 축으로 오른쪽으로 스위블 하여 프롬나드 포지션 만든다. 그리고 오른발의 '힐'을 체중 없이 다이아거너리 포워드로 놓는다(Q) ; . 왼발을 축으로 왼쪽으로 스위블을 한다. 카운터 프럼나드 포지션에서 오른발을 왼발에 가로질러 앞으로 딛는다(Q).

Q.112 How does the Man lead the Toe Heel Swivels?

He will arrest the Lady's backward movement at the end of the preceding chasse by restricting the usual extension in his arm, thus causing the Open Position to be a little closer than usual. On the actual Toe Heel Swivels the upper body and arms are held as still as possible with the arms well toned. The natural reaction to the swiveling action felt in the upper body indicates the turns for the Lady

Q.112 남자가 토우 힐 스위블을 어떻게 리드하는가?
　　　　남자가 뻗은 팔을 잡아당김으로써 이전 스텝의 샤세 마지막에서 여자가 뒤로 움직이는 것을 막는다. 따라서 보통보다 파트너와 좀 더 가까운 거리에서 오픈 포지션을 만든다. 실제로 토우 힐 스위블을 할 때, 팔에 톤을 주어 가능한 한 상체와 팔은 움직이지 못하도록 한다. 상체에서 느껴지는 스위블 동작에 대한 자연스러운 반응으로 여자에게 턴을 하도록 지시한다.

Q.113 What must the Lady do to accept this lead?
　　　　She must also keep her upper body and arms as still as possible and retain a matching tone in her arms

Q.113 여자가 이러한 리드를 받아들이기 위해서 무엇을 해야 하는가?
여자도 역시 가능한 한 팔이나 상체를 움직이지 않도록 해야 한다. 그리고 여자의 팔에 남자의 톤과 어울리는 톤을 유지해야 한다.

Q.114 Is there an alternative timing for the Toe Heel Swivels?
Yes. Steps 3-8 may be counted "QQSQQS". A combination of the two versions could be "QQSQQS QQQQQQ"

Q.114 **토우 힐 스위블의 변형 타이밍이 있나요?**
예. 스텝 3-8을 "QQSQQS"로 카운트 한다. 두 개의 버전을 합해서 "QQSQQS QQQQQQ"으로 할 수 있다.

Q.115 **How much turn is made on the swivelling foot?**
1/4 turn on each swivel, although this may be a little less

Q.115 **스위블을 하는 발에서 턴 양은 얼마인가?**
비록 턴 양이 조금 적다하더라도, 각 스위블에서 1/4턴을 한다.

Q.116 **What may follow this figure?**
3-8 of a Fallaway Rock, regaining normal hold on the second chasse. 3-8 of a Fallaway Throwaway or Change of Places R to L, 3-20 of Stalking Walks, Flicks and Break, retaining Double Hand Hold throughout. An other follow is to dance the Break as 18-20 of the Stalking Walks, Flicks and Break

Q.116 이 피겨의 후행피겨는 무엇인가?
　　　두 번째 샤세에서 정상 홀드를 다시 하는 팔러웨이 록의 스텝 3-8; 팔러웨이 쓰뤄웨이의 스텝 3-8 또는 체인지 오브 플레이스 라이트 투 레프트, 스토킹 워크의 스텝 3-20. 처음부터 끝까지 더블 핸드 홀드를 유지하는 플릭 앤 브레이크, 다른 후행 피겨는 스토킹 워크, 플릭 앤 브레이크의 스텝 18-20 처럼 브레이크 추는 것.

Q.117　How much turn is made by the Man on each chasse when dancing the Chugging?
1/8 to L, but this may vary owing to the rotation and possible variation in the size of the circle

Q.117　츄깅을 출 때, 각 샤세에서 남자의 턴 양은 얼마인가?
왼쪽으로 1/8턴을 한다. 그러나 이것은 회전과 원의 크기의 변화 때문에 다양하게 변한다.

Q.118　What holds may be used on the Chugging?
R to R or Double Hand Hold

Q.118　츄깅에서 어떤 홀드가 사용되는가?
　　　오른손-오른손 홀드 또는 더블 핸드 홀드

Q.119 What type of action does the Man use when dancing the Chicken Walks?
He will use a Merengue action

Q.119 치킨 웍스를 출 때 남자가 어떤 종류의 동작을 사용하는가?
메렝게 동작을 사용한다.

Q.120 What must the Man do to prevent the Lady stepping back on the first step of the Chicken Walks?
He must increase the tone in his L arm towards the end of the preceding step

Q.120 치킨 웍스의 첫 번째 스텝에서 여자가 뒤로 발을 딛는 것을 막기 위해 남자가 반드시 해야 하는 것은?
이전 스텝의 마지막쯤에서 왼팔에 톤을 증가시켜야 한다.

Q.121 Explain the Lady's foot positions on the first two steps of the Chicken Walks
Point RF forward in line with LF, without weight, L knee flexed, R leg straight(Q). Take weight to RF,

having moved it slightly towards LF, commencing to straighten L knee(a)

Q.121 치킨 웍스의 처음 두 스텝에서 여자의 풋 포지션을 설명하시오.
왼발의 일직선상에 오른발을 체중 없이 앞으로 포인트 한다. 이 때, 왼발 무릎은 살짝 굽히고 오른쪽 다리는 쭉 뻗는다(Q). 먼저 오른발을 왼발 쪽으로 살짝 움직이고 나서 체중을 오른발에 옮기고 왼발 무릎을 펴기 시작한다(a).

Q.122 What part of the foot does she use on her point?
Outside edge of toe

Q.122 여자가 포인트 할 때 발의 어느 부분을 사용하는가?
토의 바깥쪽 모서리.

Q.123 What must the Lady do to accept the Man's lead towards the end of the preceding figure?
She must use matching tone in her R arm with her weight and hips slightly back

Q.123 이전 피겨의 마지막쯤에 남자의 리드를 받기 위해 여자는 무엇을 해야 하는가?

체중과 힙을 조금 뒤로 한 상태로 오른팔에서 남자의 팔의 톤에 어울리는 톤을 사용해야 한다.

Q.124 May the Chicken Walks be counted in another way?

Yes. They may be counted as four "Slows" (Lady SaSaSa), or 1 and 2 may be repeated (Lady 1-4) giving a total of six actual Chicken Walks. This method is usually counted "SSQQQQ" (Lady "SaSaQaQaQaQ") although any suitable combination of Slows and Quicks may be used.

Q.124 치킨 웍스의 다른 카운트 방법이 있나요?

예. 4번의 "슬로우"로 카운트 할 수도 있다 (여자는 SaSaSa). 또는 전체적으로 6번의 치킨 웍스를 하면서 스텝 1과 2를 반복할 수 있다(여자는 1-4). 비록 슬로우과 퀵의 알맞은 어떤 조합이 사용되더라도 이 방법은 보통 "SSQQQQ" 으로 카운트 한다 (여자는 "SaSaQaQaQaQ").

Q.125 Give an advanced precede to the Chicken Walks
　　　　The Man may overturn Lady to a Tandem Position on step 5 of the Fallaway Throwaway or Change of Places L to R

Q.125 치킨 웍스의 고급 선행 피겨를 말하시오.
　　　　체인지 오브 플레이스 레프트 투 라이트 또는 팔러웨이 쓰뤄웨이 스텝 5에서 여자를 오버턴 시켜 탠덤 포지션을 할 수도 있다.

Q.126 Explain in detail what happens when using this method on the Overturned Fallaway Throwaway
On step 5 of the Fallaway Throwaway, the Man will lower his left arm a little more than usual and turn Lady strongly to her left by rotating his hand to right until the palm is turned outwards. Lady continues to turn an additional 1/2 on RF, crossing LF loosely in front of RF without weight (Spiral action) so that she ends in Tandem Position in front of Man. On 6-8 the Lady may dance a Forward Lock or three small runs forward. Towards the end of 6 the Man will rotate his hand to left to turn the Lady to face him

Q.126 오버턴 팔러웨이 쓰뤄웨이에서 이 방법을 사용할 때, 무엇이 일어나는지 자세히 설명하시오.

팔러웨이 쓰뤄웨이 스텝 5에서 남자는 왼팔을 보통보다 조금 낮춘다. 그리고 손바닥이 뒤집어 질 때까지 손을 오른쪽으로 돌려 여자를 강하게 왼쪽으로 턴을 시킨다. 여자는 계속해서 오른발을 축으로 1/2턴을 더 하여 왼발을 체중 없이 오른발 앞에 느슨하게 교차시켜(스파이럴 동작) 남자 앞에서 탠덤 포지션으로 끝낸다. 스텝 6-8에서 여자는 포워드 락이나 3번의 작은 보폭의 런을 앞으로 출 수도 있다. 스텝 8의 마지막쯤에서 남자는 손을 왼쪽으로 돌려서 여자가 턴을 해 자신을 마주 보게 한다.

Q.127 May the Simple Spin be danced from this position?

Yes. The Man makes no turn on the Simple Spin. The Lady turns 1/2 to right on her LF at the end of the preceding step and takes a small step forward on RF towards partner, then turns a further 1/2 on RF and steps LF back and slightly to side Open Position

Q.127 이 자세에서 심플 스핀을 할 수 있나요?
 예. 남자는 심플 스핀에서 턴 하지 않는다. 여자는 이전 스텝의 마지막에서 왼발을 축으로 오른쪽으로 1/2턴을 한다. 그리고 남자 쪽을 향해 작은 보폭으로 오른발을 앞으로 딛는다. 그 다음 오른발을 축으로 다시 1/2턴을 하고 왼발을 뒤로 그리고 조금 옆으로 놓은 후 오픈 포지션으로 끝낸다.

Q.128 Dance the Catapult, first as Man then as Lady
 (Remember, as always, to show accurately and with a correct use of arms, so that the examiner can always picture where your partner is)

Q.128 캐터팔트를 추시오. 처음에는 남자로 그 다음은 여자로.
(팔의 올바른 사용과 정확하게 동작을 보여주시오. 그래서 시험관이 항상 당신의 파트너가 어디에 있는지를 머릿속에서 그려 볼 수 있게 하는 것이 중요하다.)

Q.129 How does the Man lead the Lady on steps 11-13 of the Catapult?
He releases hold with right hand and takes his left hand forward in front of his body to lead the Lady

well forward, then leads the Lady to turn to her right towards the end of 13, releasing hold with left hand

Q.129 **캐터팔트**의 스텝 11-13에서 남자는 어떻게 여자를 리드하는가?

남자는 오른손 홀드를 풀고 여자가 앞으로 잘 오도록 리드하기 위해 그의 몸 앞 쪽에 왼손을 앞으로 내민다. 그 다음 왼손 홀드를 풀어 주면서 여자가 스텝 13의 마지막쯤에서 그녀의 오른쪽으로 턴 하도록 리드한다.

Q.130 What is the inclination of the body on the Stalking Walks?

To left on step 3, returning to normal position on 4. To right on 5, returning to normal on 6. 7 and 8 as 3 and 4. (Lady normal opposite)

Q.130 **스토킹 웍스**에서 몸의 기울기는 어떠한가?

　　　스텝 3에서 왼쪽으로, 스텝 4에서 정상 자세로 돌아오고, 스텝 5에서 오른쪽으로, 스텝 6에서 정상으로, 스텝 7과 8은 스텝 3과 4와 같게 한다. (여자는 남자의 반대로.)

Q.131 What is the turn on the Flick and Stop with RF?

Slight body turn to left on 9. 1/4 to right on 10, body turns less (Lady normal opposite)

Q.131 오른발 플릭 앤 스탑에서 턴 양은?

스텝 9에서 왼쪽으로 약간 몸을 턴 시킨다. 스텝 10에서 오른쪽으로 1/4턴. 몸은 덜 턴 한다. (여자는 방향만 다르고 나머지는 남자와 같다)

Q.132 Give the beat value of the Break

1 beat. 1.3/4 beats. 1/4 beat. 1 beat

Q.132 브레이크의 박자 값을 말하시오.

1 박자. 1과 3/4박자. 1/4박자. 1박자.

Q.133 May the Stalking Walks, Flicks and Break be commenced in another position?

Yes, they may start in Open Position with Double Hand Hold, dancing 1.2 of the Link in place of the Fallaway Rock. The Double Hand Hold is retained throughout the figure

Q.133 스토킹 웍스나 플릭 앤 브레이크를 다른 자세로 시작할 수 있는가?

있다. 더블 핸드 홀드로 오픈 포지션에서 시작할 수 있다. 팔러웨이 록 대신 링크 스텝 1, 2를 춘다. 더블 핸드 홀드는 피겨 내내 유지한다.

부 록

1. 힙무브먼트(Hip movement)의 종류

1. 세틀링(Settling) : 무릎을 편발에 체중을 이동시킨다. 세틀링과 동시에 로테이션이 일어난다.
2. 레터럴l(Latera) : 약한 로테이셔널 힙무브먼트을 사용해서 힙을 좌우로 움직이는 것. 쿠카라차(Cucaracha)에서 사용된다.
3. 로테이셔널(Rotational) : 척주를 중심축으로 하여, 힙을 돌리는 (Rotating) 기술이다. 댄스에서 척주(Spine Column)는 머리에서 미추까지를 가리킨다.
4. 트위스팅(Twisting) : 힙에서만 턴이 일어나는 동작이다. 클로우즈드 힙트위스트(Closed Hip Twist) 여자 세 번째 스텝에서 사용된다.

2. 홀드(Hold)의 종류

1. 왼손-오른손 (L-R) : 남자 왼손으로 여자 오른손을 잡는다.
2. 오른손-오른손(R-R) : 남자 오른손으로 여자 오른손을 잡는다. 핸드쉐이크 홀드(Hand Shakes Hold)라고도 한다.
3. 노우 홀드(No Hold) : 양손을 모두 잡지 않는다.
4. 더블홀드(Double Hold) : 양손을 모두 잡는다. 이때, 서로 교차해서 잡으면 크로스 홀드(Cross Hold)라고 한다.
5. 커들홀드(Cuddle Hold) : 남자가 여자 뒤에 서서 오른팔로 여자의 등을 감싸면서, 여자의 가슴 아래쪽에서 오른손으로 여자의 왼손을, 왼손으로는 여자의 오른손을 잡는다. 이때 여자는 오른팔을 왼팔 위로 교차한다.

3. 풋포지션(Footposition)의 종류

1. 왼발 앞으로(LF Fwd) : 왼발을 오른발 앞으로 딛는다. 두 개의 트랙이다.
2. 왼발 뒤로(LF Back) : 왼발을 오른발 뒤에 놓는다. 두 개의 트랙이다
3. 왼발 옆으로(LF to side) : 왼발을 오른발 옆으로 나란히 놓는다.
4. 왼발 옆으로 그리고 조금 뒤로(LF to side and slightly back) : 왼발을 오른발 옆 일직선에서 약간 뒤로 놓는다.
5. 왼발 옆으로 그리고 조금 앞으로(LF to side and slightly fwd) : 왼발을 오른발 옆 일직선에서 조금 앞으로 딛는다.
6. 왼발 앞으로 그리고 조금 옆으로(LF to fwd and slightly side) : 왼발을 오른발 앞으로 디딘 후 다시 조금 옆으로 딛는다.
7. 왼발 뒤로 그리고 약간 옆으로(LF to back and slightly side) : 왼발을 오른발 뒤로 놓은 후 조금 옆으로 놓는다.
8. 왼발 다이아거널리 포워드(LF to diagonally fwd) : 왼발을 오른발 기준으로 45도 대각선 방향 앞으로 딛는다.
9. 왼발 다이아거널리 백(LF to diagonally back) : 왼발을 오른발 기준으로 45도 대각선 방향 뒤로 놓는다.

4. 풋워크(Foot Work)의 종류

1. 토우(Toe) T : 발가락. 발 앞꿈치
2. 힐(Heel) H : 발뒤꿈치
3. 볼(Ball) B : 엄지발가락 아래쪽에 있는 도톰한 부분
4. 인사이드 에쥐 오브 볼(Inside edge of Ball) I/E of B : 볼의 안쪽 모서리
5. 아웃사이드 에쥐 오브 볼(Outside edge of Ball) O/E of B : 볼의 바깥쪽 모서리

6. 인사이드 에쥐 오브 토우(Inside edge of Toe) I/E of T : 발가락 안쪽 모서리
7. 아웃사이드 에쥐 오브 토우(Outside edge of Toe) O/E of T : 발가락 바깥쪽 모서리
8. 홀 푸트(Whole Foot) WF : 발바닥 전체

5. 리드(Leads)의 종류

1. 체중이동(Weight changes) : 여자가 남자의 체중이동을 따라간다.

2. 피지컬(Physical) : 남자의 팔에 톤(tone)을 증가시켜 그 힘이 팔을 타고 여자에게 전달하여 리드하는 방법이다. 텐숀이라고도 한다.

3. 세이핑(Shaping) : 시계방향(Clock-wise) 또는 시계반대방향(Anticlock-wise)으로 턴을 시킨다.

4. 비주얼(Visual) : 홀드 없이 여자가 남자의 스텝을 흉내 낸다.

Questions & Answers 질문과 해답
Latin American – Jive
라틴댄스 편 – 자이브

2006년 12월 1일 인쇄
2006년 12월 12일 발행

지 음 : Elizabeth Romain 엘리자베스 로메인
옮 김 : 김 재 호
발행인 : 임 정 배
발행처 : 정음미디어 / DSI Korea
등록일 : 2006년 6월 26일
등 록 : 제 320-2006-52호

주소 서울시 관악구 봉천동 877-1
전화 (代) 02-871-4107   FAX 02-872-5229

정가 13,000원

ISBN 89-958464-7-X 93680